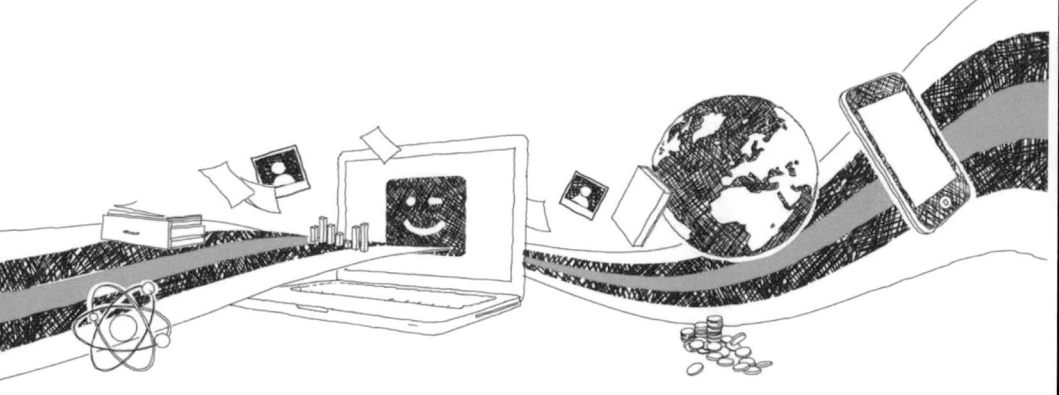
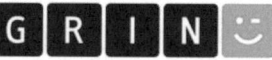

Bibliografische Information der Deutschen Nationalbibliothek:

Die Deutsche Bibliothek verzeichnet diese Publikation in der Deutschen National-
bibliografie; detaillierte bibliografische Daten sind im Internet über http://dnb.d-
nb.de/ abrufbar.

Impressum:

Copyright © 2016 GRIN Verlag, Open Publishing GmbH
Druck und Bindung: Books on Demand GmbH, Norderstedt Germany
ISBN: 9783668191365

Dieses Buch bei GRIN:

http://www.grin.com/de/e-book/319784/spaete-muetter-risiko-oder-eine-sorge-von-
gestern-rechtliche-rahmenbedingungen

Astrid Loßin

Späte Mütter. Risiko oder eine Sorge von Gestern? Rechtliche Rahmenbedingungen, medizinische Betreuung und Risiken für Mutter und Kind

GRIN Verlag

GRIN - Your knowledge has value

Der GRIN Verlag publiziert seit 1998 wissenschaftliche Arbeiten von Studenten, Hochschullehrern und anderen Akademikern als eBook und gedrucktes Buch. Die Verlagswebsite www.grin.com ist die ideale Plattform zur Veröffentlichung von Hausarbeiten, Abschlussarbeiten, wissenschaftlichen Aufsätzen, Dissertationen und Fachbüchern.

Inhaltsverzeichnis

1. Einleitung

Die Bundesrepublik Deutschland hat ein massives demographisches Problem: Bei einer Geburtenziffer von gerade einmal 1,42 Kindern in 2013[1] (pro Frau) ist ein Sinken der Bevölke-
rung vorprogrammiert. Dieses hat große Auswirkungen auf die gesamte Volkswirtschaft, insbesondere auf umlagefinanzierte Sozialversicherungen, deren Fortbestand in Frage steht,
wenn die finanzierenden Folgegenerationen wegfallen.

Zudem werden die Mütter bei der Geburt ihrer Kinder immer älter. Das durchschnittliche Alter einer Mutter bei der Geburt eines Kindes stieg von 30,4 Jahren in 2009 auf 30,9 Jahre in
2013.[2] Es stellt sich also die Frage, ob die zu geringe Geburtenziffer möglicherweise eine
Folge des hohen Alters der Mütter bei Geburt, insbesondere bei Erstgeburt ist: Wird eine Frau
erst sehr spät zum ersten Mal Mutter, sinkt damit die Chanche, dass sie weitere Kinder bekommen wird, weil ihre fertile Zeit begrenzt ist. Andererseits führen die zunehmende gesell-
schaftliche Akzeptanz einer späten Mutterschaft und der medizinisch-technische Fortschritt in
der Reproduktionsmedizin dazu, dass Frauen Mütter werden, die ansonsten kinderlos geblie-
ben wären, weil bei Zeiten berufliche Ziele oder ein fehlender Partner einem Kinderplan ent-
gegengestanden hätten. Schlagzeilen machten in diesem Zusammenhang die Unternehmen
Apple und Facebook, die ihren Mitarbeiterinnen anboten, das Einfrieren ihrer Eizellen
(„Social Freezing") zu bezahlen, damit diese ihre Familienplanung in höheres Alter, eventuell
sogar eines jenseits der Menopause verschieben.

Diese Arbeit beschäftigt sich mit der Thematik später Schwangerschaften und deren Chancen
und Risiken. Zunächst werden im Kapitel 2 die rechtlichen Grundlagen von Schwangerschaften in der Bundesrepublik dargestellt. In Kapitel 3 erfolgt dann ein Überblick über die medizi-
nische Versorgung von Schwangeren, der auch darauf eingeht, in wiefern bei der Schwange-
renversorgung ein hohes Alter der werdenden Mutter berücksichtigt wird. Kapitel 4 geht auf
die Risiken einer späten Schwangerschaft ein und zeigt auf, welche Gefahren ein hohes Alter
der Mutter für Mutter und Kind birgt. Am Ende erfolgt schließlich ein persönliches Resümee.

---

[1] Statistisches Bundesamt (2015)
[2] Statistisches Bundesamt (2015a)

2. Rechtliche Rahmenbedingungen von Schwangerschaften in Deutschland

Das Mutterschutzgesetz (MuSchG) schützt schwangere Frauen im Beruf vor Schädigungen am Arbeitsplatz und vor Verlust der Arbeitsstelle. Gem. § 3, Abs.1 MuSchG dürfen Schwangere nicht beschäftigt werden, wenn gem. ärztlichem Attest Leben oder Gesundheit von Mutter und Kind gefährdet sein könnten. Zudem existiert nach Abs. 2 ein - für die Schwangere fakultatives – sechswöchiges Beschäftigungsverbot vor errechnetem Geburtstermin. § 4 MuSchG verbietet eine Vielzahl von Tätigkeiten während der Schwangerschaft und i.V.m. §6, Abs. 3 auch für die Stillzeit. Außerdem ist gem § 6, Abs. 1 die Beschäftigung von Müttern währen der ersten acht Wochen nach Entbindung verboten. Bei Mehrlingsschwangerschaften und Frühgeburten beträgt diese Frist sogar 12 Wochen. Gem. § 13, Abs. 1 erhalten Frauen, die Mitglied einer gesetzlichen Krankenkasse sind, für die Zeit der Schutzfristen aus den §§ 3 und 6 und für den Entbindungstag selbst Mutterschaftsgeld nach § 24i SGB V.

Gesetzlich versicherte Schwangere haben Anspruch auf kostenlose standardisierte Schwangerenbetreuung nach Vorgaben der Mutterschaftsrichtlinien und des § 92 SGB V. Diese beinhaltet allerdings nicht alle grundsätzlich möglichen medizinischen – insbesondere diagnostischen - Maßnahmen. Gerade im Bereich der Schwangerenbetreuung gibt es eine große Palette an (mehr oder weniger sinnvollen) individuellen Gesundheitsleistungen (IgeL), die die Versicherten selbst zahlen müssen. Dieses tun sie auch in vielen Fällen aus Unsicherheit und in Sorge um das Ungeborene bereitwillig. Im Sinne von Angebotsinduzierter Nachfrage wird diese Unsicherheit von betreuenden Gynäkologen allzu leicht ausgenutzt.

Ab dem 35./40. Geburtstag gelten Schwangere auf Grund ihres hohen Alters als Risikoschwangere und haben damit Recht auf mehr diagnostische Maßnahmen als jüngere Schwangere.

3. Die medizinische Betreuung von Schwangeren

Die Schwangerenbetreuung umfasst im Wesentlichen die Vorsorgeuntersuchungen. Diese finden im Abstand von jeweils vier Wochen und in den letzten beiden Monaten der Schwangerschaft alle zwei Wochen statt. Geht die Schwangerschaft über den errechneten Geburtstermin hinaus, ist es üblich, die Schwangeren jeden zweiten Tag zur Vorsorgeuntersuchung einzubestellen. Beim ersten Kontakt einer Schwangeren mit dem Gynäkologen stellt dieser die Schwangerschaft fest und legt einen Mutterpass an, in den alle Vorsorgetermine und die zu jedem Termin erhobenen Gesundheitsparameter einzutragen sind. Außerdem stellt der Arzt fest, ob es sich möglicherweise um eine Risikoschwangerschaft handelt. Dies ist beispielsweise der Fall bei bestimmten Erkrankungen der Mutter, wie Adipositas oder Diabetes mellitus, oder auch bei einem Lebensalter ab 35 Jahren (bei Mehrfachgebährenden: 40 Jahren). Bestimmte Infektionskrankheiten und Unverträglichkeiten, die den Schwangerschaftsverlauf oder die Gesundheit des Ungeborenen negativ beeinflussen könnten, werden ebenfalls direkt nach Schwangerschaftsfeststellung untersucht, hierzu gehören beispielsweise HIV und Chlamydien.[3] Eine Toxoplasmoserologie ist in der Frühschwangerschaft auch recht üblich, ist aber nicht Bestandteil der Leistungen nach den Mutterschaftsrichtlinien und wird daher von der Krankenkasse in der Regel nicht übernommen.[4]

Jede Vorsorgeuntersuchung umfasst bestimmte wiederkehrende Routineuntersuchungen: der Blutdruck wird kontrolliert, um frühzeitig Bluthochdruck (z.B. als Anzeichen eines HELPP-Syndroms[5]) festzustellen. Mittelstrahlurin wird auf Eiweiß, Zucker (zur Feststellung eines Gestationsdiabetes) und Sediment untersucht, das Gewicht wird notiert und der Hb-Wert ermittelt.[6] Außerdem wird eine vaginale Untersuchung durchführt, der Gebährmutterstand notiert und die Herztöne des Kindes werden überprüft.
Gem. Mutterschaftsrichtlinien erfolgen drei Ultraschalluntersuchungen im Verlauf der Schwangerschaft, jeweils um die zehnte, die 20. und die 30. Schwangerschaftswoche, +/- 2 Wochen. Ein Glukosetoleranztest ist zwischen der 25. und der 29. SSW durchzuführen, um

---

[3] Vgl. Schild, R., Wacker, J. (2013), S. 38
[4] Vgl. Schröer, A. (2013), S. 89
[5] Vgl. Weichert, J. (2013), S. 53
[6] Vgl. Böbel, M. et al. (2014), S. 480

einen Schwangerschaftsdiabetes festzustellen, der durch hormonelle Veränderungen während der Schwangerschaft entstehen kann.[7]

Da Schwangere mit einem Alter über 35 (bzw. 40) Jahren als Risikoschwangere gelten, sind bei ihnen gem. Mutterschaftsrichtlinien mehr Leistungen und eine engmaschigere Überwachung inkludiert:[8]

a) weitere Ultraschall-Untersuchungen b) Tokographische Untersuchungen vor der 28. Schwangerschaftswoche bei Verdacht auf vorzeitige Wehentätigkeit oder bei medikamentöser Wehenhemmung c) Kardiotokographische Untersuchungen (CTG) d) Amnioskopien e) Fruchtwasseruntersuchungen nach Gewinnung des Fruchtwassers durch Amniozentese f) Transzervikale Gewinnung von Chorionzottengewebe oder transabdominale Gewinnung von Plazentagewebe.

4. Gesundheitliche Risiken von Spätschwangerschaften

4.1 Risiken für die Mutter

Zunächst ist festzuhalten, dass mit zunehmendem Alter einer Frau über 20 Jahren die Wahrscheinlichkeit, überhaupt schwanger zu werden, immer schneller sinkt. Das größte Risiko einer spät geplanten Schwangerschaft ist also, dass diese gar nicht erst eintritt.

Die folgende Abbildung 1 beinhaltet das Ergebnis einer Studie aus 1957 an 209 Huttererfrauen zur Feststellung von deren Fertilität in Abhängigkeit vom Lebensalter. Huttererfrauen eigneten sich deshalb gut für die Studie, da bei den Hutterern Verhütung verboten ist. Die Kurve zeigt, dass im Alter von 25 Jahren noch nahezu 100% der beobachteten Frauen fruchtbar waren, im Alter von 45 Jahren waren es nur noch knapp über 10%.

---

[7] Vgl. Krahms, M. et al. (2013), S. 398
[8] Siehe Mutterschaftsrichtlinien, Abschnitt B, Nr. 4

Abbildung 1: Fruchtbarkeit bei Huttererfrauen in Abhängigkeit vom Lebensalter

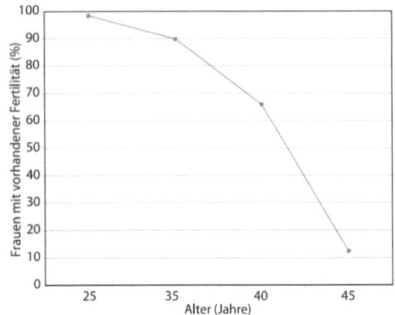

Quelle: Vgl. Tietze, C. (1957), S. 91

Deshalb nimmt mit steigendem Alter die Wahrscheinlichkeit zu, dass die Reproduktionsmedizin in Anspruch genommen werden muss. Eine künstliche Befruchtung erhöht allerdings die Wahrscheinlichkeit einer Mehrlingsschwangerschaft ganz erheblich. Eine Mehrlingsschwangerschaft widerum geht mit einer im Vergleich zu einer Einlingsschwangerschaft stark erhöhten Komplikationsrate einher, es kommt häufiger zu Fehl- und Frühgeburten und Schwangerschaftskomplikationen wie Blutungen und Präeklampsie. Aber nicht nur im Fall von Mehrlingsschwangerschaften ist die Wahrscheinlichkeit für eine Fehlgeburt mit zunehmenden Alter erhöht.

Tabelle 1: Mütterliches Alter als Risikofaktor für Spontanaborte

Mütterliches Alter	Risiko für Spontanabort
20 - 30 Jahre	9 - 17%
30 - 35 Jahre	17 - 23%
35 - 40 Jahre	23 - 45%
42 Jahre	54,5%
48 Jahre	> 80%

Quelle: Universitätsklinikum Bonn (2015)

Tabelle 1 macht deutlich, dass insbesondere ab einem Alter von 35 Jahren das Abortrisiko stark ansteigt.

Im Falle einer späten Schwangerschaft ist zudem die Wahrscheinlichkeit für einen Gestationsdiabetes erhöht[9], vor allem dann, wenn zusätzlich Übergewicht der Mutter hinzukommt. Hatte eine Frau einmal einen Gestationsdiabetes, besteht für sie ein stark erhöhtes Risiko, in Folge an einem manifesten Diabetes mellitus Typ II zu erkranken. Und dieser hat eine erhebliche Komplikationspalette: Arthropathie (Ablagerungen in den Gelenken), Polyneurophie (Sensibilitätsstörungen), Angiopathie (Ablagerungen in den Gefäßen), Retinopathie (Netzhautschäden), Nephropathie (Nierenschädigungen bis hin zur Dialysepflicht), diabetisches Fußsyndrom (führt oft zur Notwendigkeit von Amputationen).[10]

Ein Gestationsdiabetes ist zudem ein Risikofaktor zur Ausbildung einer hypertensiven Schwangerschaftserkrankung, aus der sich ein HELLP-Syndrom entwickeln kann. Dieses ist bei schwerem Verlauf lebensbedrohlich für Mutter und Kind und eine Indikation zu einer sofortigen Geburtseinleitung.

Kontrovers wird diskutiert, ob das Alter der Mutter einen Einfluss hat auf die Häufigkeit von Kaiserschnittgeburten.[11] Diese sind in der Regel mit länger anhaltenden (Narben-)Schmerzen verbunden als natürliche Geburten.

4.2 Risiko für das Kind

Das bereits im vorherigen Kapitel erwähnte Früh- und Fehlgeburtsrisiko betrifft natürlich auch das ungeborene Kind. Während eine Fehlgeburt seinem Leben ein definitives Ende setzt, kann es eine Frühgeburt zwar überleben, aber es drohen ihm Komplikationen und Folgeerkrankungen, von denen es im schlimmsten Fall sein ganzes Leben lang begleitet wird. Das erhöhte Frühgeburtsrisiko liegt an drei Faktoren: dem Alter der Mutter selbst, der erhöhten Wahrscheinlichkeit von Mehrlingsschwangerschaften aufgrund von Inanspruchnahme der Reproduktionsmedizin und an dem erhöhten Fehlbildungsrisiko des Kindes.

Besonders eine Geburt zwischen der 23. und der 28. SSW kann mit erheblichen gesundheitlichen Auswirkungen für das Kind einhergehen:

---

[9] Vgl. Tischer, H. (2015)
[10] Vgl. Menche, N. et al. (2011), S. 833

Die unausgereiften Organe, insbesondere die Unreife von Lunge und Gehirn zählen zu den größten Problemen bei Frühgeburten, besonders zu nennen sind hier das Atemnotsyndrom aufgrund von Surfactantmangel, Atemaussetzer und die Gefahr von Gehirnblutungen. Weitere Komplikationen sind: ein persistierender Ductus arteriosus Botalli (Embryonale Shuntverbindung, die sich normalerweise bei Geburt schließt, hier aber offen bleibt und dadurch zu einem Blutfluss aus der Aorta zurück in die Lunge führt), eine nekrotische Darmentzündung mit Infektion, Gerhirnblutungen und Netzhautablösungen.[12]

Bereits erwähnt wurde das erhöhte genetische Fehlbildungsrisiko der Kinder älterer Mütter. Dieses resultiert aus einer Verschlechterung des sich in der Eizelle befindenden Genmaterials aufgrund zunehmenden Alters der Mutter. Besonders hervorzuheben ist hier das Risiko, ein Kind mit einer Trisomie zu gebähren. Die häufigste Trisomie ist die Trisomie 21, das Down-Syndrom. Von dieser genetischen Erkrankung ist bekannt, dass das Alter der Mutter bei Konzeption einen erheblichen Einfluss auf die Wahrscheinlichkeit ihres Auftretens hat. Diesen Zusammenhang verdeutlicht die folgende Abbildung 2.

Abbildung 2: Down-Syndrom-Risiko nach mütterlichem Alter

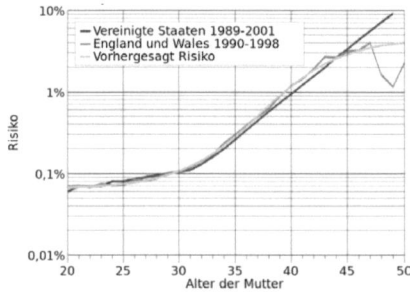

Quelle: Wikipedia (2015)

---

[11] Vgl. Faktencheck Gesundheit (2015)
[12] Vgl. DocCheck (2015)

Viele ältere Mütter entscheiden sich deshalb für Pränataldiagnostik, um Trisomien auszuschließen. Die Amniozenthese und die Chorionzottenbiopsie sind dabei sehr häufig angewendete Verfahren, die leider mit einer erhöhten Abortrate einhergehen. Neu entwickelte nichtinvasive Bluttests hingegen bergen kein solches Eingriffsrisiko, werden aber kontrovers diskutiert. Gegner der Test merken an, dass hier die Selektion von lebenswerten und nicht lebenswerten menschlichem Leben zu einfach gemacht wird.

Außerdem gilt es festzuhalten, dass ein Kind einer älteren Mutter – bzw. generell ein Kind alter Eltern – ein erhöhtes Risiko hat, bereits in jungen Jahren seine Eltern zu verlieren. Mit zunehmenden Alter der Eltern steigt nämlich auch deren Sterbewahrscheinlichkeit. Wer also beispielsweise das Kind einer künstlich befruchteten über 60-Jährigen ist, unterliegt einer sehr viel höheren Gefahr, dass die eigene Mutter den 18. Geburtstag nicht erlebt, als das Kind einer 20-Jährigen.

5. Ausblick

Die Entscheidung, wann ein Paar ein Kind bekommt, ist eine sehr persönliche und emotionale Entscheidung, bei der das Alter der werdenden Mutter oft nur eine untergeordnete Rolle spielt. In einer Zeit, in der 71,5% der Frauen zwischen 20 und 64 Jahren erwerbstätig sind (im Jahr 2012),[13] streben viele erst nach beruflicher Selbstverwirklichung und schieben die Familienplanung nach hinten, in der Hoffnung, dass im Zweifel die Reproduktionsmedizin einspringt, sollte man selbst biologisch nicht mehr in der Lage sein, sich fortzupflanzen. Aus ethischer Sicht stellt sich daraus die Frage, ob der Natur hier nicht zu viel Spielraum abgerungen wird. Sollen wir über das Leben entscheiden oder sollen wir das Leben für uns entscheiden lassen? Ist es moralisch verwerflich, mit 20 Jahren ein Kind abtreiben zu lassen, weil es nicht in die eigene Lebensplanung passt und sich dann mit 45 Jahren künstlich befruchten zu lassen? Wie ist der Trend zum Social Freezing zu beurteilen?

Jedes Leben ist wertvoll, unabhängig vom Alter der Mutter und der Art der Zeugung. Nur bin ich der Meinung, dass Frauen in der Familienplanung der Natur den größtmöglichen Spielraum lassen sollten. Ich kann jedes Paar, das sich erst mit 40 Jahren kennengelernt hat, verstehen, dass es sich noch kurz vor ultimo ein gemeinsames Kind wünscht und dabei im Zweifel vor reproduktionsmedizinischen Maßnahmen nicht zurückweicht. Wer es allerdings – auch unter beruflichen Entbehrungen – einrichten kann, Kinder jünger zu bekommen, sollte dieses in jedem Fall tun, da die dargestellten Risiken einer Spätschwangerschaft nicht von der Hand zu weisen sind. Und eine Karrierebremse ist ein Kind gleichermaßen bei jungen und bei älteren Müttern. Die Tendenz zu immer späteren Geburten wird über kurz oder lang dazu führen, dass mehr Paare Reproduktionsmedizin in Anspruch nehmen müssen oder ungewollt kinderlos bleiben. So ein Trend wäre nicht erstrebenswert.

---

[13] Statistisches Bundesamt (2015b)

Literatur

Böbel, M. et al. (2014):

Lehrbuch für Rettungssanitäter, Betriebssanitäter und Rettungshelfer, 3. Auflage, Edewecht

DocCheck (2015):

http://flexikon.doccheck.com/de/Fr%C3%BCChgeburt (Stand 05.12.2015)

Faktencheck Gesundheit (2015):

https://faktencheck-gesundheit.de/de/faktenchecks/kaiserschnitt/ergebnis-ueberblick/ (Stand 05.12.2015)

Krahms, M. et al. (2013):

Kurzlehrbuch Pathologie, 2. Auflage, Stuttgart

Menche, N. et al. (2011):

Pflege heute, München

Schild, R., Wacker, J. (2013):

Schwangerenvorsorge, in: Wacker, J. et al. (2013): Therapiehandbuch Gynäkologie und Geburtshilfe, 2. Auflage, Berlin, S. 31-40

Schröer, A. (2013):

Infektionen in der Schwangerschaft, in: Strauss, A. et al. (2013), Behandlungspfade in Gynäkologie und Geburtshilfe, Berlin, S. 81-98

Statistisches Bundesamt (2015):

https://www.destatis.de/DE/ZahlenFakten/GesellschaftStaat/Bevoelkerung/Geburten/Geburten.html#Tabellen (Stand: 05.12.2015)

Statistisches Bundesamt (2015a):

https://www.destatis.de/DE/ZahlenFakten/GesellschaftStaat/Bevoelkerung/Geburten/Tabellen/GeburtenMutteralter.html (Stand 05.12.2015)

Statistisches Bundesamt (2015b):

https://www.destatis.de/DE/PresseService/Presse/Pressemitteilungen/2014/03/PD14_082_132.html

Strauss, A. et al. (2013):

Behandlungspfade in Gynäkologie und Geburtshilfe, Berlin, S. 81-98

Tietze, C. (1957):

Reproductive span and rate of reproduction among Hutterite women, in: Fertil Steril, S. 89-97

Tischer, H. (2015):

Schwangerschaftsdiabetes: Risiko für Mutter und Kind; Pharmazeutische Zeitung Online, Ausgabe 22/2015, http://ptaforum.pharmazeutische-zeitung.de/index.php?id=1274

Universitätsklinikum Bonn (2015):

http://www.kinderwunsch-uni-bonn.de/Haeufigkeit-von-Fehlgeburten.16984.0.html (Stand: 05.12.2015)

Wacker, J. et al. (2013):

Therapiehandbuch Gynäkologie und Geburtshilfe, 2. Auflage, Berlin

Weichert, J. (2013):

Plazentainsuffizienz, in: Strauss, A. et al. (2013), Behandlungspfade in Gynäkologie und Geburtshilfe, Berlin, S. 43-56

Wikipedia (2015):

Down-Syndrom, https://de.wikipedia.org/wiki/Down-Syndrom#/media/File:Down_Syndrome_Risk_by_Maternal_Age-semilog.svg (Stand 05.12.2015)

BEI GRIN MACHT SICH IHR WISSEN BEZAHLT

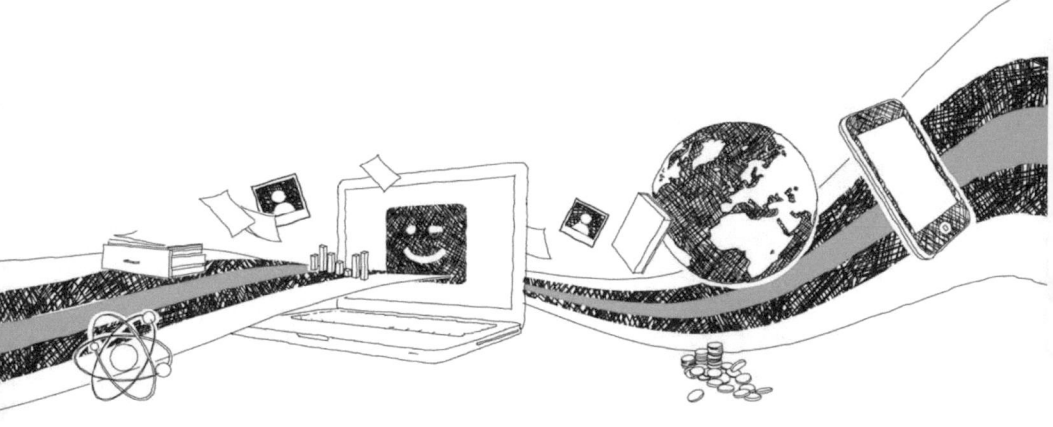

- Wir veröffentlichen Ihre Hausarbeit,
  Bachelor- und Masterarbeit

- Ihr eigenes eBook und Buch -
  weltweit in allen wichtigen Shops

- Verdienen Sie an jedem Verkauf

Jetzt bei www.GRIN.com hochladen und kostenlos publizieren

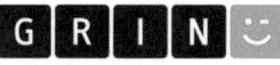